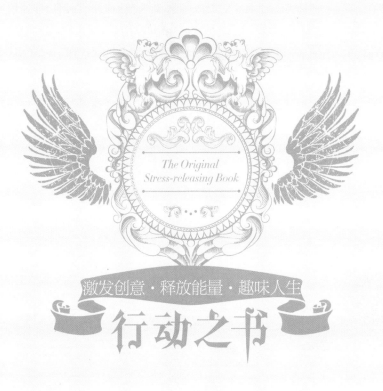

The Original
Stress-releasing Book

激发创意 · 释放能量 · 趣味人生

行动之书

U0286872

行动之书

使用说明

这是一本神奇的书

1. 随手翻动这本书，正向翻或者逆向翻均可。注意，翻动时尽量不要看着书；

2. 在自己想停的时候停下来；

3. 将手停住的这一页摊开，去体验摊开页面上《行动之书》带来的惊喜吧；

4. 用行动带你放松心灵，让无聊时光烟消云散！

升级版玩法

1. 打开手机微信，在聊天界面的表情包里点击骰子，记住随机出现的数字；

2. 你可随意选择和这个数字相关的任意一页。例如，骰子掷出的点数为5，你可以翻开第5页、第58页、第125页、第153页等。友情提醒，本书有行动指令的页码标注为349页；

3. 翻到一页后，尽情去享受《行动之书》上出现的行动指令带给你的乐趣吧；

4. 如你所翻到的内容有场景或时间限制，可在原来页码上加上刚才骰子掷出的数字，记住，你只有一次重来的机会；

5. 用行动体验全新生活，带你走出无聊窘境吧！

友情提醒： 因行动指令均列在单数页，故在翻书时，以摊开的平面为一个整体，如数字为128，那么，翻到128页，摊开，右边所示指令即为本次需执行的行动。

行动之书

梅琳 / 著

山东画报出版社

去处女座家做客
把他／她家客厅弄得乱糟糟的

试着将三套衣服
搭配出不同的风格

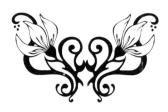

给朋友戴上耳机
放很大声音的音乐
让他／她看你嘴型并判断你在说什么

给自己弄一个最"时尚"的造型
在网上直播

整理自己的邮箱

在朋友圈里
晒以前的毕业照和现在的自拍

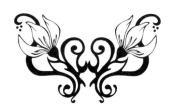

买一块慕斯蛋糕
慢慢品尝

把看过的电影列一个清单

跟着电视剧或电影里的人念台词
想象自己就是那个角色

寻找一些漂亮的花瓣或者树叶
带回家做标本

叫几个好朋友到家里聚餐
每人必须带一样菜

给自己剪头发
长短自己设计

写点东西消遣一下

去商场
女生看男装
男生看女装

卸载手机上基本没用过的应用软件

编个脑筋急转弯给别人做

给自己调一杯饮品

练习自己的签名

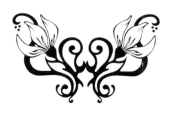

嗑 1888 粒瓜子

约朋友一起包饺子

写一张不会寄出去的明信片

在家中布置一面照片墙

去翻一翻之前屏蔽掉的
同学或朋友的朋友圈

去游戏室夹娃娃

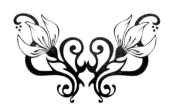

下载一个热门手游玩到不能通关为止

买一瓶可乐
摇一摇
给身边的人

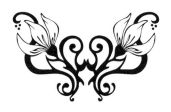

列出你全部的兴趣爱好
给它们排个序

找一部你十分想看但还没有看的电影
然后看完它

给未来的伴侣写封信

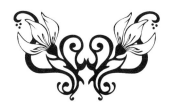

将家里的包包和鞋都擦一遍

学一种口音
一整天都用那种口音说话

天热时不开空调不吹风扇
抱西瓜睡

去看一部口碑很差的电影

写下脑海中最早的记忆和父母分享

列出所有你吃过的食物

花两个小时做一顿美味的饭

单曲循环一首歌
40 遍

去出门看见的第一家饭店吃饭

和金牛座的朋友出去吃饭
自己不带钱

尝试削苹果不断皮

翻看相册
重温温馨时光

选一首诗并精读它

去旧衣服口袋里掏一掏
看有没有钱

尝试一天不用手机

去给自己的头发染个喜欢的颜色吧

将朋友圈的动态都点一遍赞

拔腿毛

跟父母对视三分钟

去找一位 *80* 岁高龄的老人家谈谈心

将自己社交网站的动态从头翻看一遍

用家乡话给异地的朋友打电话
直到对方挂电话

约好朋友去吃变态辣的火锅不许喝水
谁先喝水谁买单

登录很久不玩的游戏账号

打扮得美美的出门

在双鱼座的人面前吃饭全程吧唧嘴

去人多的地方唱一首歌

去大型的菜市场买菜
体验讨价还价的成就感

做 50 个仰卧起坐

徒手开西瓜

喊最宅的朋友出去散步

把自己居住的城市逛遍

把放久了的衣服再洗一次
仔细洗

清理手机里的照片

折十只千纸鹤

给射手座安排三餐吃什么
连上厕所用几格厕纸也要规定好

模仿五种动物的叫声并录下来给朋友听

清空自己的网上购物车
重新去逛

收集自己喜欢的明星的图片
做一个手工贴纸相册

重读你的日记或日志
如果你不写日记
那就重读你的已发邮件

丢掉冰镇饮料
给自己泡一壶茶

玩数独游戏

唱一首歌
录下来分享给朋友

跟着阿姨们去跳广场舞

一边打电话
一边信手涂鸦

整理电脑
将不用的东西都删掉

让朋友给你推荐一部觉得你应该看的电影

手抄十大神曲歌词一遍

坐一次摩天轮

拍十张丑照发到朋友圈

闻东西
无比仔细地描述每一种味道并写下来

给天秤座几种选择让他／她做决定

看你能做几种鬼脸

主动给 3 个超过 5 年没联系的同学
打电话

给自己录个像
看看别人眼中的你

带一本好书
窝到床上阅读 1 小时

去公园或花园走走

把纸撕碎了玩拼图

和朋友到最繁华的地段猜拳
输的人指定他做最无聊的事情
比如蹲在垃圾桶上唱歌

手工制作一个小礼物
送给身边的小朋友

用十种方法剧透朋友在追的剧

找一处空旷地
喊出你的心愿

发明黑暗料理
比如把酸奶和大白菜放在一起炒
直到研究出一道自己满意的料理

乘一趟平时很少
或者基本不乘的公交车
从起点到终点

尝试写一个故事大纲

打电话否定身边一位水瓶座朋友的想法

上网找一个跳舞视频并跟着学

去给偶像的每一条微博点赞

选一张最满意的自拍照做微信的头像

将所有社交账号的密码换掉

去听一种从来不听的类型的歌曲

找一篇长文章
然后尽可能简短地去描述它

写下所有你认识的人的名字

仔细观察你身上穿戴着的所有东西
思考它们从何而来
为什么你会拥有它们

和老人聊天
让他给你描述在你出生之前的世界
是什么样子

让巨蟹座的人做 15 个决定，并立马执行

在网上找织毛衣的视频
并看两个小时

翻转沙漏
目不转睛看半小时
不准有任何肢体活动也不准睡

给未来的自己写一封信
寄给自己的好友将其保存

送父母一份礼物

给屋子里的每一样东西
起一个高大上的外号

买一个招财猫的存钱罐
放在自己的床头

立即冥想 5 分钟

将自己会做的菜的步骤写下来制成菜谱
送给不会做菜的朋友

采访你自己
假装自己是大明星

让好朋友听自己讲 10 个不好笑的段子
试探对方反应

练习绕口令
红鲤鱼与绿鲤鱼与驴

看电视剧
拿个本子练习台词速记

修剪一下自己的手指甲
然后再做美甲

找几个朋友来家里玩"真心话大冒险"

撒娇卖萌

说服天蝎座的朋友做他／她不喜欢的事情

给好朋友发一段语音
先很悲凉地说一件事
然后沉默三秒突然大声尖叫

用认真的精神钻研并制作
一种你觉得适合自己的面膜

把不要的旧衣服拿出来
给自己做一件夸张的演出服

将冰箱清理干净

把家里的床单都洗一遍

去和所在地的标志建筑物合影

给身边的人讲一个自己听到的
最好笑的笑话

画一张朋友的像
看你能画出多少个版本
看你最少可以几笔画完

给你的朋友推荐一部
你觉得他应该看的电影

随手翻开词典
读那两页上面的每个字

站大街上昂着头看天空
不动声色地让一个路人跟着一起抬头望天
他要是好奇问你望什么
你就说落枕了

买画画的工具
独立完成一幅作品

带双子座的朋友去安静或沉闷的场所

背一首元曲

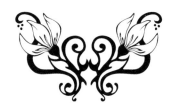

窝在沙发上看喜剧

想办法让父母当场夸你

将黄瓜切片敷脸
边敷边吃

找三个杯子在面前摆好
一边用筷子敲一边唱歌

给此刻身边的朋友或家人一个拥抱

整理 QQ 好友

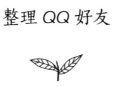

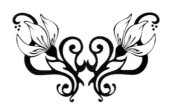

找一群好朋友去 *KTV* 唱歌

和长辈分享最近发生的趣事

玩简单的 COSPLAY
把废弃 DVD 或塑料袋等搜集起来
发挥想象为自己做件战袍

去游乐场反复玩最刺激的游乐项目

给白羊座的朋友说十遍同一个故事

穿上新衣服出去走走

将自己的歌单换一遍

去街头随机采访五个陌生人
随便什么问题
只要你敢开口

向朋友解释你隐瞒他的某件事
或你以为你知道的某件事

让摩羯座的朋友向上司请假
陪自己出去玩

整理自己近一个月来的消费清单

写下所有你去过的地方的名字

听一张曾经对你而言意义重大
但很久没有再听过的专辑

在朋友的电脑桌面添加一百个空文件夹

读一篇你不喜欢的人的文章

写明天的计划
把明天要用的东西准备好

将你觉得最荒谬的问题列出来
并试着给一个完美的答案

和三五朋友聊天
全程忽视那个星座是狮子座的朋友

关注一种动物
看它们是怎样打发时间的
比如狗或猫

为自己想一句新的座右铭

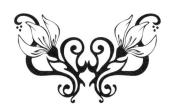

整理一下手机通讯录

用布蒙上自己的眼睛
感受黑暗
五分钟后解开

看一部恐怖电影

去人多的地方唱一首歌

在家里做水果沙拉

去贵得吓人的专柜试衣服
只试不买

找一张你所在城市的地图
用彩色笔标出每一个你去过的地点

去历史博物馆看看

将家里的门窗擦洗干净
并用喜欢的东西装饰

跟朋友走在路上假装抬着一块玻璃

剥开橘子
一瓣一瓣放桌上
规定每十分钟吃一瓣

手机调静音状态
看一期歌唱比赛

抄《心经》

用剪刀将自己不喜欢的衣服
进行二次创作

在橡皮筋上切一个小口子
和朋友一起拉这根橡皮筋
十分钟不许放手

有行动
有改变

相信自己
有行动 就不晚

图书在版编目（CIP）数据

行动之书 / 梅琳 著. —— 济南 : 山东画报出版社, 2016.6
ISBN 978-7-5474-1959-5

Ⅰ. ①行… Ⅱ. ①梅… Ⅲ. ①心理调节－通俗读物
Ⅳ. ①R395.6-49

中国版本图书馆CIP数据核字(2016)第136383号

责任编辑　许　诺
策划编辑　梁　洁　黄香春
统筹编辑　蒋　甜　邹学欢
装帧设计　杨　洁　邹和伦　田星宇
主管部门　山东出版传媒股份有限公司
出版发行　山东画报出版社
　　　　　社　　址　济南市经九路胜利大街39号 邮编 250001
　　　　　电　　话　总编室（0531）82098470
　　　　　　　　　　市场部（0531）82098479 82098476（传真）
　　　　　网　　址　http://www.hbcbs.com.cn
　　　　　电子邮箱　hbcb@sdpress.com.cn
印　　刷　北京盛通印刷股份有限公司
规　　格　787毫米×1092毫米　　1/32
　　　　　11印张　30千字
版　　次　2016年6月第1版
印　　次　2016年6月第1次印刷
定　　价　38.00元